CONTENTS

I0695712

DR. GABRIELE BURACCHI

OSTEOPOROSI COSA È

PREVENIRLA E CURARLA CON METODI NATURALI

Dr. Gabriele Buracchi

Nutrizionista e Psicologo

INTRODUZIONE SIGNIFICATO DI OSTEOPOROSI

Si tratta di una malattia sistemica dello scheletro che rende le ossa più fragili, aumentando il rischio di fratture.

All'origine di questa patologia troviamo il deterioramento della microarchitettura del tessuto osseo e la conseguente riduzione della massa minerale ossea detta densità minerale ossea.

In sintesi, l'osteoporosi è una malattia sistemica dello scheletro che porta ad un aumento della fragilità delle ossa e la predisposizione alle fratture, dato che comporta il deterioramento della microarchitettura del tessuto osseo e una riduzione della massa ossea.

Per comprendere meglio certi termini, vediamo quindi brevemente alcune caratteristiche dello scheletro umano e del tessuto osseo.

IL TESSUTO OSSEO

Il tessuto osseo forma le ossa di tutti i vertebrati; la

matrice è formata da fibre proteiche di collagene e da depositi inorganici, soprattutto fosfato e carbonato di calcio.

Le ossa costruiscono il sistema scheletrico, che dà forma e sostegno al corpo ed insieme ai muscoli ne consente il movimento.

Le ossa sono anche fondamentali riserve di minerali ed ospitano il midollo osseo, una sostanza molle che produce alcune cellule del sangue.

L'architettura dell'osso spugnoso del femore mostra bene uno dei *"trucchi"* adottati dalla natura per offrire il migliore risultato con il minimo consumo di materiali.

Questa struttura ad alveare, infatti, è al tempo stesso molto resistente e molto leggera.

IL CICLO VITALE DELL'OSSO

L'osso è un tessuto vivo, soggetto ad un continuo rimodellamento tale per cui si verifica una perpetua alternanza tra la distruzione delle componenti cellulari più vecchie (riassorbimento osseo) e la deposizione di nuove cellule (deposizione ossea).

Possiamo dire che sino ai 20 anni circa di età l'attività di deposizione ossea supera abbondantemente l'attività di riassorbimento osseo.

La conseguenza è che le ossa aumentano continuamente

in densità e forza (a 20 anni si ha il picco di densità ossea).

Superati i 20 anni l'attività di deposizione ossea comincia a ridursi progressivamente, fino a divenire, all'età di circa 30 anni, pari all'attività di riassorbimento osseo.

Questo porta ad una sorta di equilibrio.

Con l'aumentare dell'età avanzata, progressivamente, l'equilibrio tra deposizione ossea e riassorbimento osseo si modifica ed il secondo processo, lentamente, diventa preponderante sul primo.

La logica conseguenza di un maggior riassorbimento osseo rispetto alla deposizione ossea consiste nella riduzione della densità e della robustezza delle ossa.

Questo fenomeno, legato all'età ma anche a condizioni individuali come alimentazione, attività fisica-irraggiamento solare etc, pone le basi per l'insorgenza dell'osteoporosi.

Come abbiamo visto da giovani le ossa hanno una microarchitettura più densa e, quindi, sono più resistenti alle fratture e pesano di più.

Invecchiando, invece, le cose cambiano notevolmente dato che si verifica una rarefazione della microarchitettura dovuta a una riduzione della densità ossea.

La conseguenza è un calo della resistenza alle fratture ed una maggior leggerezza delle ossa.

DENSITÀ MINERALE OSSEA O MASSA MINERALE OSSEA

Questo fattore, detto BMD, dall'inglese Bone Mass Density, misura la quantità di minerali che sono contenuti in un centimetro cubo di osso..

La densità minerale ossea è, quindi, un indicatore della resistenza posseduta dalle ossa verso le fratture.

Se i valori di sono inferiori al normale, è un indice di una certa fragilità ossea e di una maggiore suscettibilità, da parte dello scheletro, a subire fratture.

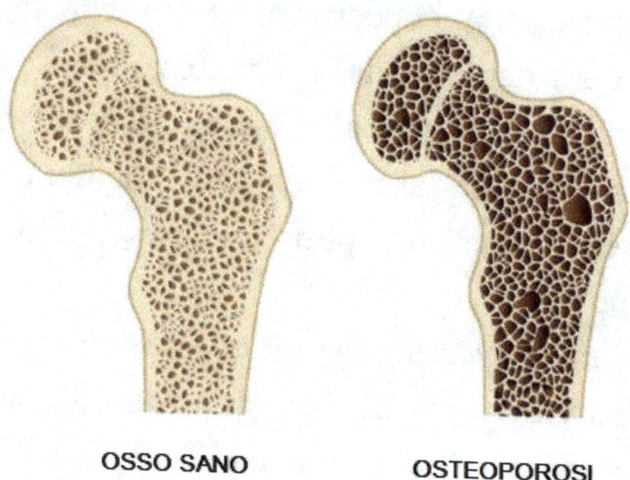

LE OSSA DEL CORPO UMANO

Prendiamo come esempio il **Femore**.

Questo esempio di perfezione della natura ispirò un ingegnere che lavorava a Parigi alla fine del'800.

Voleva progettare la più alta struttura al mondo e il materiale più resistente allora disponibile era il ferro.

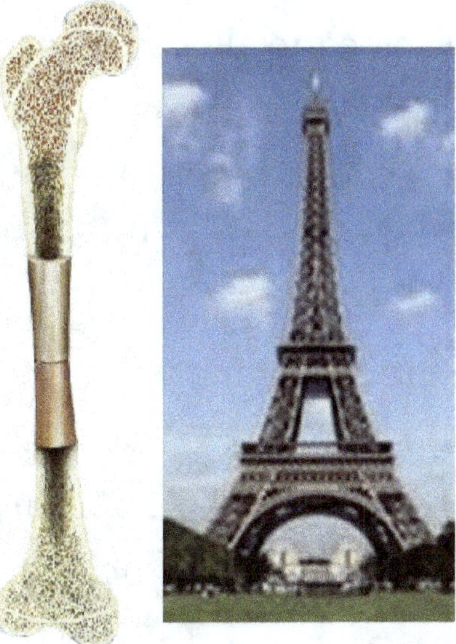

Tuttavia se ne avesse usato troppo, la struttura sarebbe collassata sotto il proprio peso. Inspirandosi alla conformazione del Femore, l'ingegnere utilizzò il ferro solo dove esso avrebbe rinforzato la struttura.

Il nome di questo ingegnere è GUSTAVE EIFFEL e la sua torre è divenuta il simbolo di Parigi.

LO SCHELETRO UMANO

Generalità. L'uomo è un vertebrato e quindi possiede uno scheletro osseo interno che costituisce la parte rigida dell'apparato locomotore ed è formato da 206 ossa, ognuna con un compito preciso.

Alla nascita sono in numero maggiore ma con l'accrescimento alcune di loro si saldano. Lo scheletro dà sostegno al nostro corpo ed organi interni, ma svolge anche una funzione di protezione degli organi interni.

La Scatola cranica protegge il cervello, la colonna vertebrale il midollo spinale, la gabbia toracica il cuore, i polmoni e parte del fegato pur se in maniera elastica mentre il bacino protegge

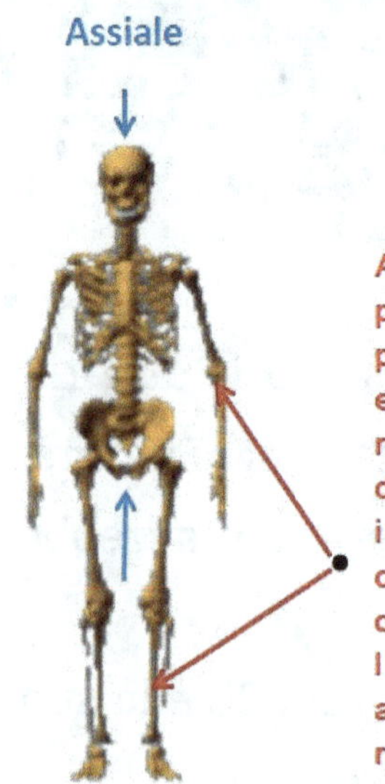

la parte posteriore degli organi riproduttivi e la parte finale dell'apparato digerente.

Questo sistema può essere distinto in due parti principali:

-scheletro assiale, che comprende la gabbia toracica, la testa e la colonna vertebrale.

-scheletro appendicolare, che comprende gli arti inferiori e gli arti superiori.

Le due parti sono unite dal cinto toracico (clavicola e scapola) e dal cinto addominale (ileo, pube e ischio).

COSA SIGNIFICANO I TERMINI MEDIALE-LATERALE

Ricordo che il piano sagittale è la divisione antero-posteriore del corpo umano da cui derivano due metà uguali e simmetriche.

"Mediale" significa **"vicino"** o "più vicino" al piano sagittale.

"Laterale" vuol dire **"lontano"** o **"più lontano"** dal piano sagittale.

Esempi:

Il secondo dito del piede è laterale rispetto all'alluce, ma è mediale rispetto al terzo dito.

La tibia è mediale rispetto al perone, il quale è laterale rispetto alla tibia.

LE OSSA

Possono essere:

LUNGHE (femore, omero) una dimensione, la lunghezza, prevale sulle altre 2.

Le ossa lunghe hanno una parte centrale che viene detta Diafisi e due estremità che sono dette epifisi;

queste ultime sono rivestite di cartilagine e formano la superficie articolare.

Nella figura i 2 Femori, le ossa più lunghe del corpo umano.

PIATTE (ossa del cranio, bacino) due dimensioni prevalgono sulla terza.

Nella figura le due ossa del bacino due dimensioni prevalgono sulla terza.

BREVI (ossa del carpo e del tarso). Le tre dimensioni sono simili tra loro come avviene nel carpo, cioè le ossa che formano il polso.

Le ossa possono essere:

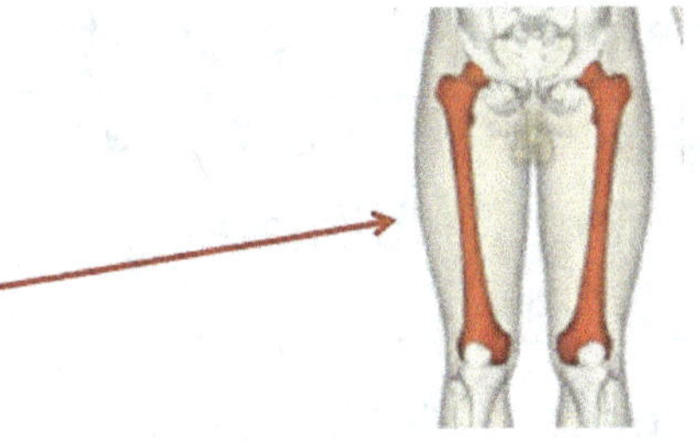

lunghe (femore, omero)
una dimensione prevale

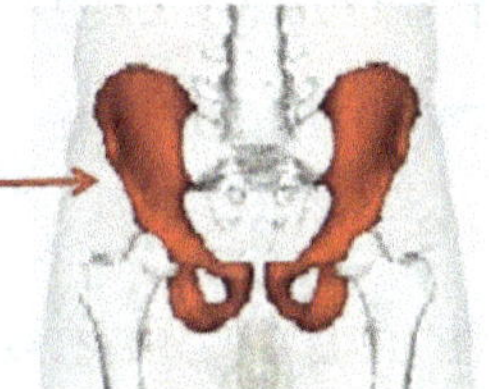

piatte (ossa del cranio, bacino)
due dimensioni prevalgono sulla
terza

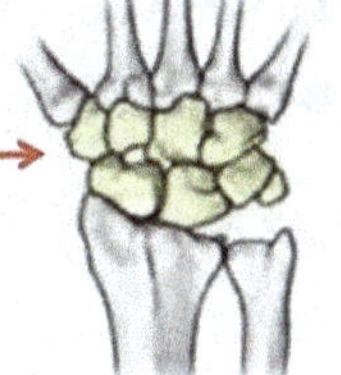

brevi (ossa del carpo e del tarso)
tre dimensioni simili

TESSUTO OSSEO

Si tratta di un tessuto connettivo specializzato per la funzione di sostegno che è formato

da una matrice extracellulare molto dura, mineralizzata,assieme ad una componente di cellule, chiamate osteociti.

La matrice minerale è ricca di calcio e forma una complessa rete tridimensionale che ha internamente a piccole lacune, le cellule stesse che l'hanno prodotta.

La matrice extracellulare è anche chiamata matrice ossea e, come tutti i tipi di connettivo, è costituita da una componente amorfa - cioè priva di una forma ben definita- , molto ridotta e di natura essenzialmente proteoglicana, assieme ad una componente fibrosa, abbondante, formata principalmente da fibre di collagene di tipo I.

All'interno del tessuto osseo e della stessa matrice extracellulare si identificano delle componenti organiche (30-35%) ed extraorganiche (65-70%).

Le componenti organiche sono spesso raccolte con il nome di **osseina**.

Le fibre di collagene sono responsabili della flessibilità delle ossa, mentre la parte inorganica determina la loro durezza.

COMPONENTI ORGANICHE DELLA MATRICE

Tra queste troviamo, oltre al collagene, i proteoglicani, alcune proteine non collageniche, le citochine ed i fattori di crescita.

La sostanza più abbondante è il collagene di tipo I, organizzato in fibre, che funzionano da supporto (matrice) per la sedimentazione di sali durante il processo di mineralizzazione.

Le altre sostanze di natura proteica come osteocalcina, osteonectina, osteopontina, servono a modulare questo processo di formazione, mineralizzazione ed adesione tra cellule e matrice ossea.

Le fibre di collagene si allineano in modo regolare e non casuale, originando una matrice organica nota come osteone che conferisce alle ossa una notevole resistenza e compattezza

Il collagene, come le altre sostanze della matrice organica, viene secreto dagli osteoblasti.

SOSTANZE INORGANICHE DEL TESSUTO OSSEO

Tra le sostanze inorganiche troviamo minerali come calcio, fosforo, fluoro e magnesio, che forniscono alle ossa la loro caratteristica durezza.

Il calcio è presente come difosfato di calcio, e si deposita sotto forma di cristalli simili all' **idrossiapatite** e ancorati a un supporto fibroso di collagene.

I cristalli di idrossiapatite si dispongono in modo ordinato lungo le fibre di collagene.

Troviamo anche altri sali, come il carbonato di calcio - una componente del marmo- e anche tracce di fosfato di magnesio e fluoruro di calcio che ha un importante ruolo anche nei denti.

La presenza di questi minerali dà alle ossa un livello di durezza inferiore solo a quello dello smalto dentario.

LE CARATTERISTICHE DEL TESSUTO OSSEO

I minerali vele abbondanti fibre di collagene danno all'osso spiccate caratteristiche meccaniche di durezza e di resistenza alla pressione, alla trazione e alla torsione.

In particolare:

-il collagene dà alle ossa un certo grado di elasticità, che si traduce in una forte resistenza alla trazione (allungamento), ovvero ad un carico che si distribuisce lungo il suo asso longitudinale.

- la parte minerale conferisce al tessuto durezza, rigidità ed una certa resistenza alla compressione.

Osservando l'osso al microscopio possiamo riconoscere:

-tessuto osseo di tipo fibroso o non lamellare

-tessuto osseo di tipo lamellare.

Il tessuto osseo fibroso, detto anche a fibre intrecciate, è un osso immaturo che si ritrova di solito nell'embrione, nei neonati, in sede metafisaria e durante la guarigione delle fratture.

Dopo che è stato deposto questo tessuto fibroso viene velocemente riassorbito e sostituito con quello di tipo lamellare.

Visto al microscopio, il tessuto osseo fibroso appare come una serie di fibre intrecciate nelle tre dimensioni in modo pressoché casuale.

Le maglie di questa *"ragnatela tridimensionale"* sono formate da grosse fibre di collagene con spessore rilevante di 5-10 µm di diametro.

L'osso non lamellare complessivamente è più elastico e ha meno consistenza di quello lamellare, per la minore quantità di minerali e per la mancanza di un orientamento preferenziale delle fibre di collagene.

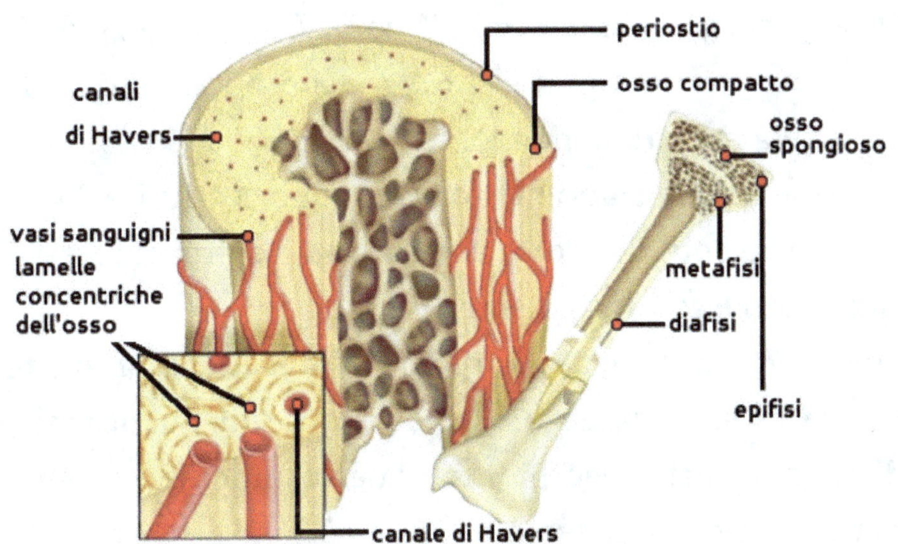

SINTOMI DELL' OSTEOPOROSI

L'osteoporosi è una condizione che rende le ossa più sottili, più deboli e più fragili. Secondo l' International Osteoporosis Foundation [1], colpisce il 21,2% delle donne sopra i 50 anni e il 6,3% degli uomini sopra la stessa età in tutto il mondo.

Sebbene le ossa siano molto forti, sono costituite da un tessuto vivente che, come abbiamo anzi detto, muore e si ricostruisce continuamente.

Fino ai 20 anni circa, il corpo ha la capacità di produrre nuovo tessuto osseo più velocemente di quanto non distrugga quello vecchio, ma questo processo rallenta man mano che si invecchia.

Con l'avanzare dell'età, il vecchio tessuto osseo può degradarsi più velocemente di quanto non venga rigenerato e questo può rendere le ossa più porose e fragili, con conseguente osteoporosi, che può aumentare il rischio di fratture ossee.

Conoscere i sintomi e i fattori di rischio può aiutare a mantenere le ossa forti per tutta la vita.

Trattare l'osteoporosi nelle sue prime fasi è il modo

migliore per prevenire alcune delle conseguenze più gravi, come le fratture ossee o il dolore osseo.

Ma si tratta di avere attenzione alle nostre ossa fin da giovani o comunque dalla mezza età per evitare che il processo dell'osteoporosi vada troppo oltre.

Quali sono i sintomi da cercare e quando si sviluppano?

Diamo un'occhiata più da vicino a ciò che è noto sui sintomi dell'osteoporosi nelle fasi iniziali e successive.

SEGNI E SINTOMI DI OSTEOPOROSI IN FASE INIZIALE

I segni precoci e rilevabili di perdita ossea sono rari.

Spesso le persone non sanno di avere ossa deboli fino a quando non si sono rotte l'anca, il polso o qualche altro osso.

Tuttavia, alcuni segni e sintomi possono indicare una potenziale perdita ossea, come ad esempio:

-**Recessione gengivale**. Le gengive possono recedere se la mascella sta perdendo osso.

Chiedere al dentista di controllare la perdita ossea nella mascella.

-**Forza di presa più debole**. In uno studio [2] sulle donne in postmenopausa e sulla densità minerale ossea complessiva, i ricercatori hanno scoperto che una bassa forza di presa della mano era collegata a una bassa densità minerale ossea.

Inoltre, una minore forza di presa può aumentare il rischio di cadute.

-Unghie deboli e fragili. La forza delle unghie può segnalare la salute delle ossa, anche sesi devono prendere in considerazione anche altri fattori che possono influire sulle unghie, come l'esposizione a temperature molto calde o fredde, l'uso regolare di solventi per unghie o unghie acriliche o l'immersione in acqua per lunghi periodi di tempo.

A parte i cambiamenti nella densità ossea, l'osteoporosi di solito non causa molti sintomi iniziali.

La soluzione migliore per rilevarlo nelle fasi iniziali è parlare con il proprio medico o operatore sanitario, soprattutto se si ha una storia familiare di osteoporosi.

SEGNI E SINTOMI DI OSTEOPOROSI IN STADIO AVANZATO

Una volta che la massa ossea si è ulteriormente deteriorata, possono cominciare a manifestarsi sintomi più evidenti, come:

-Perdita di altezza. Le fratture da compressione_nella colonna vertebrale possono far diventare più corti. Questo è uno dei sintomi più evidenti dell'osteoporosi.

-Frattura da caduta. Una frattura_è uno dei segni più comuni di ossa fragili. Le fratture possono verificarsi con una caduta o da movimenti minori come scendere da un marciapiede.

Alcune fratture da osteoporosi possono anche essere scatenate da un forte starnuto o tosse.

-Dolore alla schiena o al collo. L'osteoporosi può causare fratture da compressione della colonna vertebrale.

Queste fratture possono essere molto dolorose perché le vertebre collassate possono pizzicare i nervi che si irradiano dal midollo spinale.

I sintomi del dolore possono variare da lieve dolorabilità a dolore debilitante.

-Postura curva o frattura. La compressione delle vertebre può anche causare una leggera curvatura della parte superiore della schiena.

Una schiena curva è nota come cifosi, che può causare dolore alla schiena e al collo.

Può anche influenzare la respirazione a causa della pressione extra sulle vie aeree e della limitata espansione dei polmoni.

FATTORI DI RISCHIO PER L'OSTEOPOROSI

Sia gli uomini che le donne possono sviluppare l'osteoporosi, ma questa condizione è più comune nelle donne perché è spesso causata da cambiamenti ormonali che si verificano con l'invecchiamento.

I fattori di rischio comuni per l'osteoporosi includono:

-età avanzata

-andare in menopausa prima dei 45 anni

-avere le ovaie rimosse prima dei 45 anni

-avere un basso livello di testosterone negli uomini

-avere bassi livelli di estrogeni nelle donne

-prendere alcuni farmaci che riducono i livelli ormonali

-fumare tabacco

-avere una storia familiare di osteoporosi

-bere alcolici frequentemente

-non svolgere abbastanza attività fisica regolare, in particolare esercizi sotto carico come camminare

Secondo uno studio [3], l'osteoporosi è più diffusa nei bianchi e nelle persone di origine asiatica, più specificamente nelle donne.

Alcune condizioni mediche possono anche aumentare il

rischio di osteoporosi.

Queste includono:

-insufficienza renale

-carenza di vitamina D

-diabete

-ipertiroidismo

-iperparatiroidismo

-artrite reumatoide

-demenza

-storia di cancro al seno

-fibrosi cistica

-anemia falciforme

-malassorbimento dovuto a malattia infiammatoria intestinale o celiachia

-l'assunzione di farmaci immunosoppressori e steroidi, come il prednisone, può aumentare il rischio di osteoporosi.

Anche i farmaci convulsivi e la terapia sostitutiva della tiroide (se il dosaggio è troppo alto) possono aumentare questo rischio.

COME VIENE DIAGNOSTICATA L'OSTEOPOROSI?

Il medico può rilevare l'osteoporosi misurando la densità ossea .

Una macchina chiamata Assorbimetria a raggi X a doppia energia, o macchina DXA, può scansionare l'anca e la colonna vertebrale per determinare quanto sono dense le ossa rispetto ad altre persone dello stesso sesso ed età.

La scansione DXA è il metodo diagnostico principale. Il test dura dai 10 ai 15 minuti.

Un altro tipo di studio di imaging che i medici possono utilizzare per diagnosticare o confermare una diagnosi di osteoporosi include l'uso di ultrasuoni, di solito del tallone di una persona.

Uno specialista può interpretare i risultati e verificare se la densità ossea è considerata normale o inferiore alla media secondo le linee guida del settore.

A volte uno specialista darà una diagnosi di osteopenia o bassa massa ossea.

Questa non è ancora osteoporosi.

Significa che le ossa non sono così dense come dovrebbero essere.

COMPLICANZE DELL'OSTEOPOROSI

L'osteoporosi può aumentare il rischio di fratture ossee, in particolare fratture del polso, della colonna vertebrale o dell'anca.

Secondo l' *International Osteoporosis Foundation* [4], a livello globale 1 donna su 3 e 1 uomo su 5, di età superiore ai 50 anni, subiranno fratture da osteoporosi.

Gli effetti delle fratture spinali possono far accorciare una persona perché queste fratture possono accorciare la colonna vertebrale.

In alcuni casi, le fratture ossee possono richiedere un intervento chirurgico.

Secondo uno studio [5], le fratture ossee possono aumentare il rischio di disabilità o morte.

Le fratture dell'anca, in particolare, sono associate a un aumento del 15-20% della mortalità entro un anno, soprattutto tra gli uomini.

L'osteoporosi può anche causare dolore alle ossa che può influire sulla capacità di svolgere le attività quotidiane.

COME SI CURA L'OSTEOPOROSI?

Riporto di seguito una sintesi di quelli che sono i trattamenti farmacologici comunemente utilizzati dai medici.

Ritengo comunque che la prima cura sia quella di non far procedere l'osteoporosi e questo è normalmente possibile con una corretta alimentazione, con la giusta attività fisica ed eventualmente con una supplementazione con vitamina D o altri semplici principi attivi.

Naturalmente, come dice il proverbio, è meglio prevenire che curare. Ad ognuno la scelta.

Il trattamento farmacologico per l'osteoporosi include farmaci per aiutare a costruire la massa ossea.

Questi farmaci hanno spesso influenze ormonali, stimolano o agiscono come estrogeni nel corpo per incoraggiare la crescita ossea.

Esempi di farmaci usati per trattare l'osteoporosi includono:

-bifosfonati

-calcitonina

-estrogeno

-ormone paratiroideo (PTH), come teriparatide

-proteina correlata all'ormone paratiroideo, come l'abaloparatide

-raloxifene (Evista)

Romosozumab (Evenity) è un farmaco più recente che la *Food and Drug Administration* ha approvato nell'aprile 2019 per il trattamento dell'osteoporosi nelle donne che hanno attraversato la menopausa e sono ad alto rischio di subire fratture.

Non va sottovalutato che il bugiardino contiene un avviso secondo cui il farmaco può aumentare il rischio di attacchi di cuore o ictus .

Non è raccomandato per le persone con una storia di queste condizioni.

La cifoplastica è un trattamento chirurgico per le fratture che prevede l'utilizzo di piccole incisioni per inserire un piccolo palloncino nelle vertebre collassate per ripristinare l'altezza e la funzione della colonna vertebrale.

Il palloncino viene sostituito dal cemento che rende di nuovo forte l'osso.

PREVENIRE L'OSTEOPOROSI

Da quanto detto appare chiaro come sia importante agire per prevenire la perdita ossea e mantenere la densità ossea.

Ovviamente, come anticipato, i fattori da considerare sono molti ma comincio con quello che probabilmente è fondamentale.

A costo di apparire semplicistico, inizio con un esempio che spero possa essere chiaro.

L'osso è il punto di inserzione dei tendini, a loro volta la connessione con i muscoli.

Se noi utilizziamo i muscoli in maniera sufficiente, le varie ossa vengono sollecitate e sono perfettamente in grado di percepire queste sollecitazioni.

Tenderanno quindi ad accumulare i Sali minerali costituenti e a mantenere i processi di rigenerazione ossea.

Se invece l'attività fisica è molto ridotta o addirittura assente come spesso purtroppo avviene con l'età, questa attività rigenerativa verrà a mancare.

Se mi passate l'esempio, è un poco come se l'osso,

sentendosi inutilizzato, dicesse:

" Visto che non ti servo è inutile che io assorba calcio e mi rigeneri".

Esempi di attività per la costruzione dell'osso includono regolari esercizi di carico che aiutano a costruire la massa ossea.

L'esercizio sotto carico comporta l'attività fisica che da fare in piedi, con il peso sostenuto dalle ossa.

Esempi semplici di attività quotidiane includono:

-Camminare a piedi non meno di 5 km al giorno, meglio se di più.

Se non ci sono particolari problemi di salute, in base all'allenamento che si ha, è utilissimo alternare la camminata a brevi corse e, man mano che ci si abitua, si possono allungare i tratti di corsa.

Se possibile ed in base alla stagione ed alle condizioni climatiche, come vediamo dopo, sarebbe utile effettuare questa attività cercando di prendere il sole almeno su gambe, braccia e viso.

Se le condizioni climatiche non lo consentono si può anche utilizzare una macchina con tappeto rotante per la corsa.

- Si rivela molto utile una attività ricreativa come il

ballare, che permette comunque una attività fisica più o meno intensa

- Non prendere l'ascensore ma salire le scale è un'altra occasione per fare movimento.

- Quando possibile non usare autobus ed automobili e magari portare a mano le buste dal supermercato

Potrebbe essere utile camminare e/o salire le scale ripetutamente indossando una cintura di pesi come quelle utilizzate dai subacquei, per aumentare lo sforzo sulle gambe.

Queste attività estremamente semplici sono utili anche a livello cardiocircolatorio ed accelerano il metabolismo aumentando i consumi energetici e rendendo più improbabili sia l'ingrassare sia lo sviluppo di diabete tipo 2 e/o ipertensione.

Serve però curare l'attività anche della parte superiore del corpo, cioè braccia, colonna vertebrale e tronco in generale.

Questo può essere svolto molto semplicemente con semplicissimi esercizi di Plank e magari acquistando due piccoli bilancieri con piccoli pesi per attività di potenziamento muscolare che saranno efficaci anche sulla densità ossea.

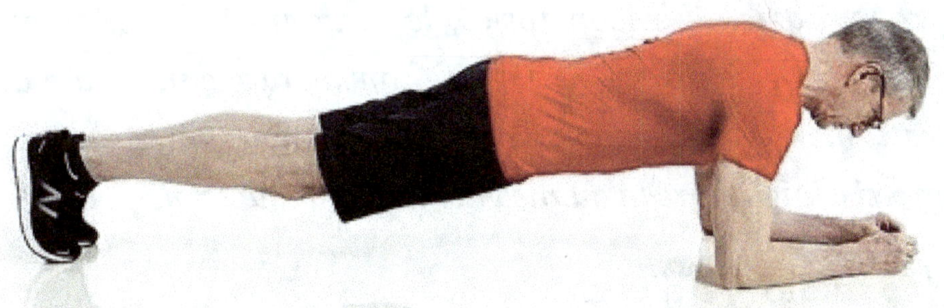

Naturalmente se possibile si rivelano utili sia la frequentazione di una palestra in cui svolgere una ampia gamma di esercizi diversi sia il nuoto.

STUDI.

Una review [6] che prende in considerazione vari aspetti ci dice che:

"*Diversi studi dimostrano che i programmi di esercizio fisico, inclusi esercizi di impatto, allenamento specifico per la forza, allenamento per l'equilibrio e la coordinazione, possono mantenere o aumentare la densità minerale ossea della colonna vertebrale e dell'anca, nonché ridurre la frequenza delle cadute tra i pazienti osteoporotici e osteopenici.*

Inoltre, alcuni agenti fisici come le piattaforme vibranti, la stimolazione elettrica a bassa intensità, la laserterapia e gli ultrasuoni mostrano effetti positivi anche sul tessuto osteoporotico.

Di conseguenza, durante la pianificazione del trattamento

per un paziente osteoporotico, le opzioni di gestione non farmacologica dovrebbero essere considerate e integrate al trattamento convenzionale al fine di massimizzarne gli effetti e migliorare la qualità della vita di questi pazienti."

Uno studio [7] ci dice che :

"Il disuso e l'inattività possono causare perdita ossea, mentre gli esercizi sotto carico possono mantenere o migliorare la densità minerale ossea.

Esiste una correlazione significativa tra la forza muscolare e la densità minerale ossea.

Ci sono prove che gli esercizi di rafforzamento possono portare ad un aumento della densità minerale delle ossa a cui sono attaccati i muscoli."

Uno studio [8] molto ampio ci dice che:

*"Parte della riduzione della densità ossea osservata nelle persone anziane **è dovuta al disuso piuttosto che al processo di invecchiamento stesso.***

Sebbene sia necessario un certo stress meccanico per mantenere una densità ossea ottimale, non è chiaro quali tipi di esercizio siano più preziosi o se un esercizio appropriato possa ridurre la necessità di terapia estrogenica nelle donne in postmenopausa.

*-**Studi trasversali**. L'attività fisica, la capacità aerobica e la forza sono state tutte correlate con la densità ossea. I*

giovani che usano una parte specifica del corpo in esercizi vigorosi mostrano una maggiore densità ossea in quella parte del corpo, ma non necessariamente in altre regioni. Le persone anziane che sono attive da molti anni sembrano mostrare una densità ossea generalmente migliorata.

-Studi prospettici. *La maggior parte dei regimi che utilizzavano un vigoroso allenamento aerobico e di forza migliorava la densità ossea, ma camminare è relativamente inefficace per la prevenzione della perdita ossea postmenopausale.*

*La maggior parte degli studi che utilizzano specifici esercizi di carico osseo hanno mostrato **aumenti sostanziali della densità ossea nei siti specifici caricati**. Le persone anziane sembrano in grado di rispondere favorevolmente a un esercizio vigoroso. Non sono stati riportati confronti diretti tra esercizio fisico e terapia estrogenica.*

-Esercizio eccessivo. *Volumi di esercizio estremamente elevati possono sopraffare la capacità di adattamento di una persona, portando a fratture da stress.*

Ad esempio, le giovani atlete che soffrono di disfunzioni mestruali mostrano una ridotta densità ossea e disturbi muscoloscheletrici.

-Implicazione clinica. *Sebbene le prove siano tutt'altro che conclusive, un regime di esercizio dovrebbe probabilmente includere un vigoroso esercizio per tutto il corpo, inclusi* *forza e allenamento aerobico."*

Uno studio [9] che non prende in considerazione solo gli anziani ma anche atleti ed astronauti ci dice che:

"Il grado di perdita ossea è correlato alla differenza nei livelli di stress normalmente applicati e quelli a riposo nel sito studiato.

Corrispondentemente, gli atleti hanno una massa ossea maggiore rispetto alla popolazione sedentaria, con la maggiore ipertrofia riscontrata nelle zone più sollecitate.

L'intervento di esercizio promuove anche l'ipertrofia ossea.

*Sia le donne di mezza età che quelle anziane **aumentano la massa ossea o riducono il tasso di perdita in risposta ai programmi di intervento sull'attività fisica."***

Uno studio sperimentale [10] ha seguito 78 donne in menopausa di 69,2 anni di età media con fratture vertebrali.

Un programma di esercizi di 40 minuti è stato condotto due volte alla settimana per 1 anno.

I partecipanti al gruppo di controllo sono stati istruiti a continuare le loro normali attività quotidiane.

I risultati sono stati che:

" Questo è il primo studio clinico randomizzato di 12 mesi sull'esercizio fisico in donne osteoporotiche con una frattura vertebrale che dimostra il miglioramento di tre misure di

esito chiave: qualità della vita, mobilità funzionale ed equilibrio."

VIBRAZIONE

La vibrazione può essere associata all'attività fisica.

Ci sono tanti studi sulla pedana vibrante e sui suoi benefici per le persone che hanno l'osteoporosi.

La terapia con la pedana trasmette una vibrazione meccanica con un movimento oscillatorio mentre si sta su una piattaforma.

La macchina vibra e trasmette l'energia promossa sul corpo che fa contrarre e rilassare i muscoli in continuazione.

L'obiettivo è di aumentare il microcircolo, la forza muscolare, l'esplosività, l'equilibrio e la flessibilità.

Esiste una quantità crescente di ricerche che hanno messo in evidenza i benefici della terapia vibrazionale e negli ultimi anni è stata promossa anche all'interno di centri di fisioterapia e palestre.

Una review [11] ci dice che :

"La frequenza della vibrazione meccanica utilizzata nei protocolli è variata da 12 a 90 Hz. Il tempo utilizzato nei protocolli variava da 2 fino a 22 mesi.

Le tecniche con i raggi X sono state utilizzate in nove delle dodici pubblicazioni analizzate, l'assorbimetria a raggi X a doppia energia (DEXA) in otto studi e la tomografia computerizzata quantitativa periferica ad alta risoluzione (HR-pQCT) in una pubblicazione.

È stata determinata la concentrazione di alcuni biomarcatori, come la sclerostina, la fosfatasi alcalina ossea, l'N-telopeptide X e la 25-idrossivitamina D.

Dei dodici articoli analizzati, sette hanno mostrato un miglioramento della densità minerale ossea di alcune ossa di donne in postmenopausa esposte ad esercizi di vibrazione su tutto il corpo non associati a farmaci; così come le modifiche nei biomarcatori."

Uno studio sperimentale [12] su vibrazioni localizzate conclude che :

"L'applicazione locale della vibrazione ha generato gradienti di aumento del metabolismo anabolico e diminuzione del metabolismo catabolico nell'osso alveolare di ratti osteoporotici.

I nostri risultati suggeriscono che l'HFA potrebbe essere un trattamento prevedibile per i ridotti livelli di osso alveolare nei pazienti con osteoporosi."** high frequency acceleration

CALCIO

Il calcio e la vitamina D sono essenziali per mantenere la salute delle ossa e prevenire l'osteoporosi.

Le esigenze quotidiane raccomandate dipendono da età, sesso e storia di salute.

Il calcio è un minerale presente in alimenti come latte, yogurt e formaggio.

Si trova anche negli integratori alimentari che spesso includono la vitamina D, il nutriente che aiuta il corpo ad assorbire meglio il calcio.

Il calcio è un minerale che rinforza le ossa e i denti.

È anche coinvolto in altre funzioni corporee, come la trasmissione dei segnali nervosi, il rilascio di ormoni e la contrazione dei muscoli.

Il corpo non può produrre calcio, quindi necessita che venga assunto da fonti alimentari, considerando che il corpo assorbe solo meno di un terzo [13] del calcio che mangiamo e quindi è importante assicurarsi di assumerne abbastanza.

Le fonti alimentari più note di calcio includono prodotti lattiero-caseari come **latte e formaggio**.

Tuttavia, il calcio si trova anche in alcuni **prodotti ittici e nelle verdure a foglia verde.**

Altri alimenti, come latte vegetale, cereali e tofu, sono a volte addizionati con calcio.

Il calcio è il principale componente strutturale delle ossa e le mantiene dense e sode, il che aiuta a prevenire le rotture.

Le ossa non smettono di crescere una volta raggiunta l'età adulta dato che si rigenerano costantemente, con il vecchio osso gradualmente sostituito da nuovo osso.

Questo processo richiede calcio, motivo per cui assumerne a sufficienza è importante a ogni età.

Le ossa iniziano a perdere il calcio man mano che si invecchia e questo aumenta il rischio osteoporosi che a sua volta aumenta il rischio di frattura di un osso.

Quando le ossa sono fragili, anche una piccola caduta o un urto può causare una rottura.

QUANTO CALCIO PER PREVENIRE L'OSTEOPOROSI

Premesso che assumere calcio da solo non è sufficiente ma che serve sia la vitamina D, di cui parliamo subito dopo, ed il movimento di cui abbiamo appena parlato vediamo quello che è l'assunzione giornaliera raccomandata di calcio per prevenire l'osteoporosi e che varia a seconda dell'età e del sesso.

In generale, l'assunzione di calcio suggerita è più

alta per gli adolescenti e gli adulti più anziani.

Dopo la menopausa, le donne corrono un rischio particolarmente elevato di sviluppare l'osteoporosi, il che significa che il loro apporto di calcio raccomandato è più elevato.

RACCOMANDAZIONI SULLA DOSE DI CALCIO

Nella loro guida il *Food and Nutrition Board delle National Academies of Sciences, Engineering, and Medicine* [14] suggerisce i seguenti livelli di assunzione giornaliera di calcio e vitamina D.

Un adulto, in genere ha bisogno di circa 1.000 milligrammi (mg) cioè un grammo al giorno.

Fase, fascia d'età	Assunzione di calcio raccomandata al giorno
Neonati, 0-6 mesi	200 milligrammi (mg)
Neonati, 7-12 mesi	260 mg
Bambini, 1–3 anni	700 mg
Bambini, 4-8 anni	1.000 mg
Adolescenti, 9-18 anni	1.300 mg
Adulti, 19-50 anni	1.000 mg
Adulti più anziani, 51-70 anni	1.000 mg (uomini) 1.200 mg (donne)
Adulti più anziani, 70+ anni	1.200 mg

Gli alimenti ricchi di calcio includono:

-latticini a basso contenuto di grassi

-sardine e salmone in scatola (con lische)

-broccoli

-fagioli o legumi

-cavolo cappuccio

-cavolo

-cibi fortificati, come alcuni tipi di pane, cereali e latte di mandorle

VITAMINA D (LIPOSOLUBILE)

Vitamina D è il nome collettivo di **colecalciferolo** (vitamina **D3**) ed **ergocalciferolo** (vitamina **D2**), che sono precursori di ormoni con un ruolo importante nella regolazione del metabolismo del calcio e dei fosfati, ma non solo.

Il seguente articolo scientifico, **Vitamin D: A millenium perspective**,[15] tradotto integralmente, ci dice che:

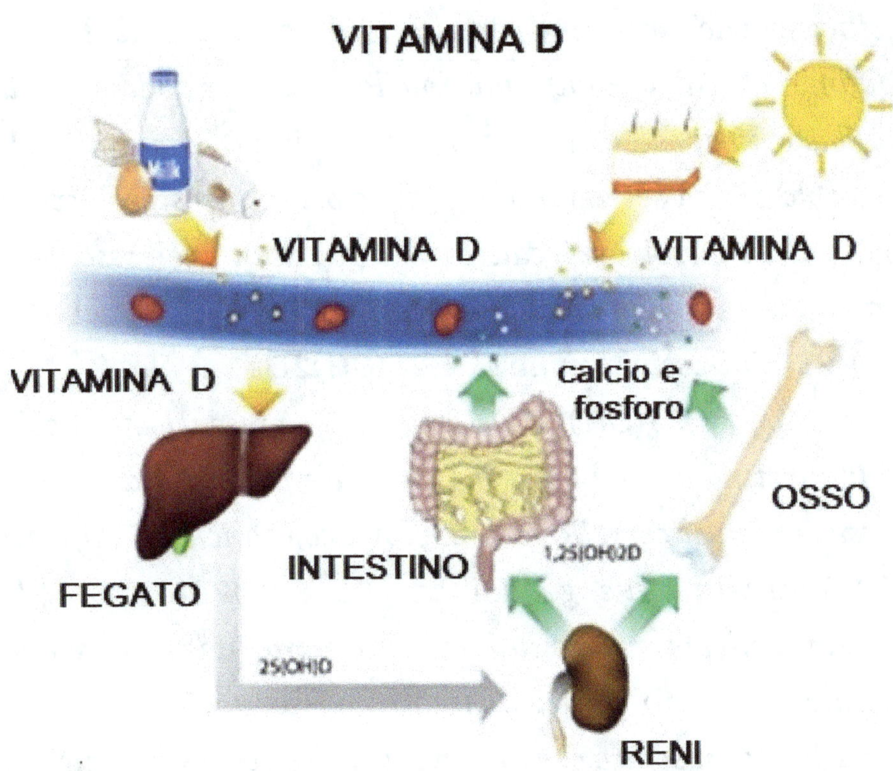

"*La vitamina D è uno degli ormoni più antichi che sono stati prodotti nelle prime forme di vita per oltre 750 milioni di anni.*

Il fitoplancton, lo zooplancton e la maggior parte delle piante e degli animali esposti alla luce solare hanno la capacità di produrre vitamina D. La vitamina D è di fondamentale importanza per lo sviluppo, la crescita e il mantenimento di uno scheletro sano dalla nascita fino alla morte.

La funzione principale della vitamina D è quella di mantenere l'omeostasi del calcio. Lo fa aumentando l'efficienza dell'intestino per assorbire il calcio alimentare.

Quando c'è calcio inadeguato nella dieta per soddisfare il fabbisogno di calcio del corpo, la vitamina D comunica agli osteoblasti che segnalano ai precursori degli osteoclasti di maturare e dissolvere il calcio immagazzinato nell'osso.

La vitamina D viene metabolizzata nel fegato e poi nel rene in 1,25-diidrossivitamina D [1,25(OH)2D].

I recettori 1,25(OH)2D (VDR) sono presenti non solo nell'intestino e nelle ossa, ma in un'ampia varietà di altri tessuti, inclusi cervello, cuore, stomaco, pancreas, linfociti T e B attivati, pelle, gonadi, ecc. 1,25(OH)2D è una delle sostanze più potenti per inibire la proliferazione delle cellule normali e iperproliferative e indurle a maturare.

È anche riconosciuto che un'ampia varietà di tessuti, inclusi colon, prostata, mammella e pelle, possiede il macchinario enzimatico per produrre 1,25(OH)2D. 1,25(OH)2D e suoi analoghi sono stati sviluppati per il trattamento della psoriasi iperproliferativa.

La carenza di vitamina D è un grave problema di salute non riconosciuto.

Non solo provoca rachitismo nei bambini, osteomalacia e osteoporosi negli adulti, ma può avere effetti di lunga durata.

La carenza cronica di vitamina D può avere gravi conseguenze negative, tra cui un aumento del rischio

di ipertensione, sclerosi multipla, tumori del colon, della prostata, della mammella e delle ovaie e diabete di tipo 1.
È necessario comprendere meglio l'importanza della vitamina D per la salute e il benessere generale."

COSA È

Fatta questa premessa generale, preciso che per vitamina D si intende un gruppo di secosteroidi (un tipo di steroide con una struttura ad anello "rotto", liposolubili, necessario per molte funzioni biologiche, in primo luogo l'omeostasi e il metabolismo del calcio e del fosfato, promuovendo la crescita fisiologica dello scheletro, il rimodellamento osseo e prevenendo la degenerazione ossea con l'età.

Promuove anche l'assorbimento intestinale del calcio, del fosfato e del magnesio.

Oltre questo, ha un ruolo importante sulla crescita cellulare, su varie funzioni neuromuscolari e immunitarie, e sulla riduzione dell'infiammazione.

La vit. D, nelle giuste condizioni di illuminazione solare, può essere sintetizzata in dosi adeguate dalla maggior parte dei mammiferi e quindi non è necessariamente un elemento dietetico essenziale.

A rigor di termini non dovrebbe nemmeno essere considerata una vitamina ma piuttosto un pro-ormone, attivabile nell'ormone calcitriolo, che produce i suoi effetti interagendo con un recettore nucleare situato in più cellule di tessuti differenti.

DA DOVE PROVIENE.

Come abbiamo detto i composti più importanti sono la vit. D3 (**colecalciferolo**) e la vit. D2 (**ergocalciferolo**) – che tuttavia dovranno essere trasformati in **calcitriolo** (forma ormonale attiva).

La principale fonte è costituita dalla produzione endogena del colecalciferolo (vit D3) a livello della pelle, **partendo dal colesterolo,** attraverso una reazione chimica che dipende dall'esposizione alla luce solare (in particolare dall'irradiazione UVB).

Ovviamente colecalciferolo e l'ergocalciferolo vengono assunti anche con la dieta, ma solo pochi alimenti sono interessanti come contenuto.

In condizioni normali l'esposizione alla luce solare è sufficiente per soddisfare i bisogni di calciferolo dell'organismo.

Tuttavia, soprattutto per sicurezza, in Italia si consigliano i seguenti Livelli di assunzione.

lattanti 10÷25 µg

bambini 1÷3 anni 10 µg

bambini 4÷10 anni 0÷10 µg

ragazze e ragazzi 11÷17 anni 0÷15 µg

adulti 0÷10 µg

anziani 10 µg

gestante 10 µg; nutrice 10 µg.

Nota:

1 UI = 0,025 µg di calciferolo

1 µg di calciferolo = 40 UI di vit. D. possono essere considerati buone fonti di vitamina D.

Contenuto di Vitamina D di Alcuni Alimenti (µg / 100 g)			
Aringa	19,0	Anguilla di fiume	6,6
Tonno	16,3	Caviale	5,9
Aringa affumicata, marinata, salata	16,0	Acciughe o alici sott'olio	5,0
Latterini	11,0	Uovo di gallina, tuorlo	4,9
Cernia di fondo	11,0	Tonno sott'olio, sgocciolato	4,9
Pesce spada	11,0	Sardine	4,5
Acciughe o alici	11,0	Funghi porcini	3,1
Carpa	10,6	Sgombro o maccarello	2,9
Luccio	10,6	Uovo di gallina, intero	1,8
Tinca	10,6	Fegato di maiale	1,7
Trota	10,6	Triglia	1,3
Salmone	8,0	Carne di vitello magra	1,3

ALIMENTI RICCHI DI VIT. D.

Sono ottime fonti alimentari soprattutto pesce, fegato e tuorlo d'uovo, mentre nessuna frutta o verdura apporta livelli interessanti di vitamina D.

In effetti al di fuori del regno animale, solo alcune alghe e certe specie di funghi mostrano concentrazioni *"interessanti"* di vitamina D.

Tracce più o meno importanti di vitamina D sono state rilevate nelle foglie di diverse piante, soprattutto della famiglia delle *Solanaceae* (ad es. foglie di pomodoro e patata).

Esistono prove che le microalghe potrebbero essere l'origine dell'alto contenuto di vitamina D nel pesce, in quanto base della catena alimentare.

Inoltre, è stato dimostrato [16] che anche alcune macroalghe, come l'alga bruna Sargassum multicum, possono contenere quantità elevate di vitamina D (90 µg/100 g). Vitamin analysis of five planktonic microalgae and one macroalga

Tuttavia, le macroalghe di largo consumo non sono considerate una fonte soddisfacente di vitamina D.

Ad esempio, uno studio [17] ha trovato un contenuto irrisorio di vitamina D (0,01 µg/100 g di peso secco) nel kombu fresco australiano. Vitamin D Content of Australian Native Food Plants and Australian-Grown Edible Seaweed.

Perché è comunque importante assumere vitamina D con la dieta?

Essendo la vitamina D prodotta dall'organismo, in

funzione dei raggi UVB della luce solare, si potrebbe pensare che sia superfluo assumerla anche con la dieta.

Il problema è che la captazione dei raggi UVB nella popolazione risulta piuttosto variabile, basta pensare alle popolazioni del Nord Europa che per molti mesi all'anno praticamente non vedono sole, o anche più semplicemente alle differenze che comunque esistono, tra nord e sud Italia.

Inoltre anche se in estate è relativamente facile prendere il sole, in inverno a causa dell'abbigliamento e della minor presenza di sole, può diventare semplice cominciare a non produrre più abbastanza vit. D.

Per questo è bene, specialmente nella brutta stagione, consumare alimenti contenenti vit. D.

Naturalmente anche in inverno si possono attuare misure come esporre viso o braccia al sole, ma questo dipende dall'iniziativa di ognuno di noi e dalle condizioni climatiche-

ASSORBIMENTO DELLA VITAMINA D

L'assorbimento nell'intestino della vit. D assunta con gli alimenti è legato alla via dei grassi alimentari, infatti il calciferolo è assorbito a livello intestinale con le stesse modalità dei lipidi e quindi entra a far parte delle micelle, che si formano per combinazione dei sali biliari con i prodotti derivanti dall'idrolisi dei lipidi.

Il calciferolo viene assorbito per diffusione passiva negli enterociti e successivamente incorporato nei chilomicroni e trasportato in circolo attraverso i vasi linfatici mesenterici.

Va notato, però, che a differenza delle altre vitamine liposolubili, il calciferolo non viene immagazzinato nel fegato.

A COSA SERVE?

La funzione principale e più nota di questa vitamina è quella di favorire la **mineralizzazione dell'osso**, aumentando l'assorbimento intestinale di fosforo e calcio, e diminuendo l'escrezione di calcio nell'urina.

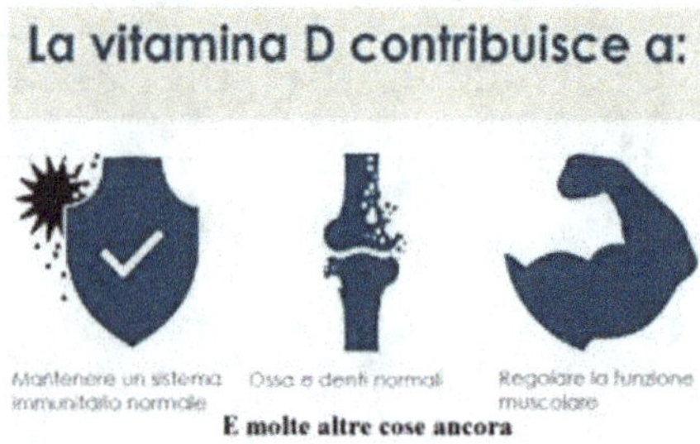

La quasi totalità delle cellule è capace di legare la vit. D attraverso una proteina presente all'interno della cellula, detta recettore della vit. D, ed è pertanto sottoposta all'azione della sua forma biologicamente attiva, detta calcitriolo.

Sicuramente non è un caso che la la vitamina D venne scoperta nel corso della ricerca della sostanza dietetica mancante nei bambini affetti da rachitismo (la forma infantile dell' osteomalacia).

Ecco perché gli integratori di vitamina D vengono tutt'oggi somministrati per trattare o prevenire l'osteomalacia, il rachitismo e l'osteoporosi.

L'**osteomalacia** è una patologia ossea che può colpire gli adulti e che rappresenta l'equivalente del rachitismo nei bambini, dal momento che in entrambi i casi la causa è rappresentata da una carenza di vit. D.

Si tratta di un'osteopatia metabolica caratterizzata da un difetto di mineralizzazione ossea.

Il risultato è una massa ossea di volume normale, ma che presenta un ridotto contenuto minerale, e ciò rende l'osso fragile e suscettibile di malformazioni, fratture e dolori.

L'Osteomalacia è caratterizzata dal fatto che il volume della microarchitettura ossea risulta conservato, quello che è diminuito è il suo contenuto minerale.

Diversamente nell'Osteoporosi si osserva una riduzione della quantità di matrice ossea, che però è normalmente mineralizzata.

Il **rachitismo** è una patologia scheletrica (osteopatia) con esordio nell'infanzia, che è causata da un difetto nella mineralizzazione della matrice ossea e potenzialmente responsabile, in uno stadio avanzato, di deformità e fratture ossee.

VITAMINA K

Con vitamina K si intende un gruppo di vitamine liposolubili: K1, K2 e K3 che, come le altre vitamine liposolubili possono essere immagazzinate nel fegato dall'organismo che avrà a disposizione una scorta a cui poter attingere.

Menachinone è il nome scientifico della vitamina K2 che viene prodotta dai batteri a livello intestina le e per favorirne la sintesi è utile mangiare verdure a foglia verde ricche di vitamina K1 che può venir convertita dall'organismo.

In alternativa, la vitamina K2 può provenire da cibi ad alto contenuto di grassi saturi come formaggi e tuorlo d'uovo.

La vitamina K2 svolge varie funzioni per l'organismo e per funzionare correttamente deve interagire con altre vitamine quali la vitamina A e la vitamina D.

Favorisce l'assorbimento della microflora intestinale ed ha un ruolo importantissimo per la salute di ossa e denti.

CHE RUOLO HA PER LE OSSA

La vitamina K2 ha il ruolo di attivare diverse

proteine permettendo il corretto funzionamento di processi legati al metabolismo osseo e alla mobilitazione del calcio:

-attiva l'osteocalcina che è una proteina prodotta dagli osteoblasti, cellule responsabili della ricostruzione di tessuto osseo, che lega il calcio al tessuto osseo.

-attiva la MPG (Matrix GLA Protein) che è la proteina che serve a mobilizzare il calcio dai tessuti quali arterie e tessuti molli.

Il calcio introdotto con la dieta non viene automaticamente depositato nelle ossa e nei denti, ma piuttosto tende a depositarsi nei tessuti molli dove, in caso di eccesso, può dare problemi di calcificazione e aterosclerosi.

Grazie all'azione delle due proteine che abbiamo citato, il calcio può essere rimosso dai tessuti molli e portato a fissarsi ad ossa e denti. In questo la vitamina K 2 è essenziale.

L'importanza della vitamina K 2 per le ossa è stata rivelata recentemente ecco perché le informazioni sono ancora poche e a volte confuse.

Ad oggi è stato dimostrato che bassi livelli aumentano il rischio di frattura.

Logicamente perché l'assunzione sia efficace, è necessario abbinare l'introduzione di dosi sufficienti di vitamina D dato che le due vitamine lavorano in sinergia: la vitamina D favorisce l'assorbimento di calcio nel sangue e la vitamina K2, come abbiamo visto, favorisce il suo trasporto nel zone *"bisognose"* del corpo attivando le giuste proteine.

A volte la vitamina K2 con la sola alimentazione può essere carente, soprattutto se si segue una dieta povera di grassi e quindi può essere utile l'integrazione.

Da quanto abbiamo detto appare evidente che assumere separatamente ognuna delle due vitamine fornisce grandi benefici al nostro organismo, ma che questi benefici aumentano notevolmente se le due vitamine vengono assunte assieme contemporaneamente.

A questo proposito lo studio *Effect of continuous combined therapy with vitamin K 2 and vitamin D3 on bone mineral density and coagulofibrinolysis function in postmenopausal women* [18] ci dice che l'aumento della densità ossea in donne in post menopausa, sia maggiore nel gruppo a cui sono state somministrate una combinazione delle due vitamine rispetto al gruppo al quale era stata somministrata solo la vitamina K 2.

Gli alimenti ricchi di vitamina K sono moltissimi e praticamente tutti di origine vegetale.

La tabella sotto riporta solo alcuni degli alimenti più

ricchi.

ALIMENTO:	MCG DI VITAMINA K/100GR:
Basilico, secco	1714,5 µg
Salvia, secca	1714,5 µg
Timo, secco	1714,5 µg
Prezzemolo	1640 µg
Foglie di coriandolo, secche	1359,5 µg
Prezzemolo, secco	1359,5 µg
Foglie di amaranto	1140 µg
Cavolo verza	882 µg
Bietola da coste	830 µg
Tarassaco	778,4 µg
Cavolo	623,2 µg
Maggiorana, secca	621,7 µg
Origano, secco	621,7 µg
Senape indiana	592,7 µg

CONNESSIONE TRA ESTROGENI E OSTEOPOROSI

Gli estrogeni svolgono un ruolo protettivo nella salute delle ossa.

Quando i livelli di estrogeni diminuiscono, come dopo la menopausa, aumenta il rischio di osteoporosi e perdita ossea.

L'estrogeno è un ormone che svolge un ruolo in diverse funzioni, tra cui l'attività degli osteoblasti, le cellule che regolano il rimodellamento osseo.

Durante la menopausa, i livelli di estrogeni diminuiscono notevolmente.

Ciò influisce negativamente sugli osteoblasti e porta a un grave squilibrio nei processi di rimodellamento osseo.

Quando gli osteoblasti non producono tanto nuovo tessuto osseo come prima, le ossa si indeboliscono e portano all'osteoporosi.

Con l' indebolimento della struttura ossea aumenta le possibilità di frattura.

ESTROGENI E SALUTE DELLE OSSA

L'estrogeno è in genere l'ormone sessuale più abbondante nel corpo femminile.

Svolge molte funzioni, incluso il mantenimento di ossa sane.

L' osso sano è in uno stato continuo di rimodellamento ed in questo processo gli estrogeni svolgono un ruolo importante.

Le cellule chiamate osteoclasti sono responsabili del riassorbimento del vecchio osso e le cellule chiamate osteoblasti aiutano a creare nuovo osso.

Quando i livelli di estrogeni diminuiscono, gli osteoblasti producono meno nuovo tessuto osseo rispetto al passato.

I ricercatori [19] non sanno ancora esattamente perché gli estrogeni siano così essenziali per il processo di rimodellamento osseo e si pensa che diversi fattori molecolari possano essere in gioco.

Questi fattori possono includere:

-come gli estrogeni segnalano e si legano alle cellule ossee

-come gli estrogeni incoraggiano le cellule staminali a formare osteoblasti

-una risposta immunitaria che coinvolge l'attivazione delle cellule T.

BASSI LIVELLI DI ESTROGENI E PERDITA OSSEA

La causa più comune di bassi livelli di estrogeni è la menopausa.

La menopausa si verifica come una parte naturale del processo di invecchiamento dopo che si è verificato l'ultimo ciclo mestruale.

Ma la menopausa può verificarsi anche dopo determinati interventi chirurgici, condizioni e trattamenti che hanno un impatto sulle ovaie.

La premenopausa è un periodo di tempo transitorio prima della menopausa, che in genere dura circa 4 anni.

Nel complesso, i livelli di estrogeni diminuiscono durante la premenopausa, ma anche i livelli fluttuano durante questo periodo.

Ciò significa che i livelli di estrogeni possono aumentare e diminuire per un po'.

Ma mentre la menopausa si avvicina, i livelli di estrogeni diminuiranno in modo persistente.

La massa ossea inizierà a diminuire molto prima di raggiungere la menopausa.

Il picco di massa ossea si verifica in genere nella terza decade.

La massa ossea può deteriorarsi più rapidamente

durante la premenopausa, portando a una minore densità ossea e a un rischio maggiore di fratture.

Ma dopo la menopausa è quando la maggior parte delle persone vede il calo più netto della densità ossea.

Se le ossa perdono abbastanza densità, si svilupperà l'osteoporosi.

Le donne rappresentano l'80% delle diagnosi di osteoporosi e la condizione colpisce circa 1 donna su 4 di età pari o superiore a 65 anni.

Generalmente, il rischio di osteoporosi aumenta con l'età.

Circa 1 donna su 3 si romperà un osso a causa dell'osteoporosi nel corso della sua vita.

Ci sono diversi motivi per cui le donne sono più inclini all'osteoporosi, tra cui:

-un forte calo degli estrogeni durante la menopausa, che causa la perdita ossea

-il fatto che di solito le donne hanno costituzionalmente una ossatura più piccola e sottile di quella maschile ed un tasso più elevato di intolleranza al lattosio, che rende più difficile ottenere abbastanza calcio da certi alimenti.

Ci sono opzioni alternative per aiutare a prevenire la perdita ossea, quindi la terapia con estrogeni non è solitamente il trattamento di prima scelta per la perdita ossea, anche perché questo trattamento presenta molti rischi per la salute.

I rischi della terapia ormonale sostitutiva possono includere:

-infarto

-coaguli di sangue

-tumore al seno

I farmaci chiamati modulatori selettivi del recettore degli estrogeni (SERM) sono sempre più utilizzati come alternativa meno pericolosa alla Terapia Ormonale Sostitutiva.

I SERM influenzano i recettori degli estrogeni nel corpo per bloccare o promuovere il loro lavoro. Nel caso dell'osso, incoraggerebbero o impedirebbero il lavoro degli osteoblasti e degli osteoclasti nella costruzione e nel riassorbimento dell'osso.

Per prevenire l'osteoporosi postmenopausale vale quanto detto prima sulla prevenzione e quindi condurre uno stile di vita sano che aiuta a mantenere ossa più sane dopo la menopausa.

Serve quindi l'esercizio fisico come descritto, magari evitando esercizi ad alto impatto per ridurre il rischio di rompere un osso.

Fondamentale ridurre o eliminare il consumo di alcol se se ne fa un uso elevato, dato che l'alcol interferisce con la capacità del corpo di assorbire nutrienti, calcio e vitamina D, che sono fondamentali per la salute delle ossa.

Utile anche smettere di fumare.

Non è chiaro se il legame tra fumo e osteoporosi sia dovuto al fumo o ad altri fattori di rischio associati al fumo.

Le persone che fumano di solito hanno molti altri fattori di rischio [20] che aumentano le loro possibilità di sviluppare la condizione.

Smettere di fumare può rimuovere questi fattori di rischio.

Utili eventualmente anche supplementi di calcio e la vitamina D contribuiscono in modo essenziale alle ossa forti.

Ottenere abbastanza calcio e vitamina D attraverso la dieta o altre fonti può diventare più difficile per chi è intollerante al lattosio o eviti il sole.

OSTEOPOROSI NEGLI UOMINI ANZIANI

L'osteoporosi colpisce circa 1 uomo su 20 di età superiore ai 50 anni. È più probabile che l'osteoporosi negli uomini sia causata da qualcosa di diverso dall'invecchiamento, come alcuni farmaci.

Anche se meno soggetti delle donne, anche gli uomini vanno incontro a questo problema ed in Italia si parla di circa 1 milione di uomini con osteoporosi.

Le donne iniziano a perdere massa ossea in età più giovane rispetto agli uomini.

Per la maggior parte delle donne, la rapida perdita ossea si verifica al momento della menopausa, mentre per la maggior parte degli uomini, il tasso di perdita ossea inizia più lentamente.

Ma il rischio aumenta con l'età ed aumenta il rischio di fratture ossee.

L'osteoporosi può essere primaria o secondaria.

L'osteoporosi primaria si verifica quando si perde massa ossea a causa dei cambiamenti ormonali e dell'invecchiamento, mentre quella secondaria è dovuta a condizioni mediche sottostanti, farmaci e fattori dello stile di vita che influenzano la massa ossea.

Secondo studi [21], la maggior parte degli uomini con osteoporosi ha un'osteoporosi secondaria a varie cause sottostanti che possono aumentare il rischio di osteoporosi negli uomini, come ad esempio alcune condizioni, come quelle che colpiscono lo stomaco e l'intestino, possono ridurre la capacità del corpo di assorbire le vitamine e i minerali vitali per la salute delle ossa.

Questo può essere causato da fattori come la chirurgia per la perdita di peso e il morbo di Crohn.

Ci possono poi essere i farmaci steroidi glucocorticoidi, farmaci usati per trattare una varietà di condizioni.

Sono spesso prescritti per condizioni autoimmuni, cancro e condizioni infiammatorie come l'asma.

L'uso continuato di farmaci glucocorticoidi può causare un declino rapido e costante della massa ossea.

Anche un calo dei livelli di testosterone aumenta il rischio di osteoporosi negli uomini.

Questo calo può essere dovuto a diverse cause, incluso un effetto collaterale dei glucocorticoidi o di altri farmaci.

Poiché gli ormoni svolgono un ruolo importante nel mantenimento della salute delle ossa, condizioni come l'ipogonadismo che causano il cambiamento dei livelli ormonali possono anche causare l'osteoporosi.

MELATONINA

La melatonina è un ormone prodotto dalla ghiandola pineale o epifisi.

La melatonina è stata pubblicizzata per anni come un aiuto naturale per il sonno e un agente antinfiammatorio.

I ricercatori [22] oggi pensano che la melatonina promuova una sana crescita delle cellule ossee.

La melatonina può essere trovata in capsule, compresse e forma liquida quasi ovunque ed è considerata estremamente sicura da assumere.

Ma può causare sonnolenza e interagire con antidepressivi, farmaci per la pressione sanguigna e beta-bloccanti.

Una review [23] ci dice che:

"Una varietà di studi sperimentali in vitro e in vivo, sebbene con alcuni risultati controversi, indicano un possibile ruolo dei deficit di melatonina nell'eziologia dell'osteoporosi e dell'AIS e aprono un nuovo campo relativo al possibile uso terapeutico della melatonina in queste malattie ossee."

Un'altra ampia review [24] ci dice che:

"Sempre più prove hanno indicato che la melatonina può essere coinvolta nell'omeostasi del metabolismo osseo.

Le riduzioni legate all'età della melatonina sono considerate fattori critici nella perdita ossea e nell'osteoporosi con l'invecchiamento.

Pertanto, i livelli sierici di melatonina potrebbero servire da biomarcatore per la diagnosi precoce e la prevenzione dell'osteoporosi.

Rispetto ai farmaci antiosteoporosi convenzionali, che inibiscono principalmente la perdita ossea, la melatonina sopprime la perdita ossea e promuove la formazione di nuovo tessuto osseo.

Meccanicamente, attivando il recettore 2 della melatonina (MT2), la melatonina sovraregola l'espressione genica della fosfatasi alcalina (ALP), della proteina morfogenetica ossea 2 (BMP2), BMP6, dell'osteocalcina e dell'osteoprotegerina per promuovere l'osteogenesi mentre inibisce l'attivatore del recettore del ligando NF-kB (RANKL) per sopprimere l'osteolisi.

In considerazione delle distinte azioni della melatonina sul metabolismo osseo, ipotizziamo che la melatonina possa essere un nuovo rimedio per la prevenzione e il trattamento clinico dell'osteoporosi."

Uno studio sperimentale [25] su 18 donne di 45-54 anni di età conclude che:

"*Non si sono verificate differenze nella durata delle mestruazioni tra i gruppi.*

Il punteggio PSQI complessivo e il numero medio di ore di sonno erano simili tra i gruppi.

Questi risultati mostrano che l'integrazione di melatonina è stata ben tollerata, ha migliorato i sintomi fisici associati alla premenopausa e può ripristinare gli squilibri nel rimodellamento osseo per prevenire la perdita ossea.

Ulteriori indagini sono giustificate."

PREVENIRE LE CADUTE

Se ci sono problemi di equilibrio è importante prevenire le cadute in casa:

-indossando scarpe e calzini antiscivolo

-mantenendo i cavi elettrici contro i bordi delle pareti

-mantenendo le stanze luminose

-assicurandosi che i tappeti siano attaccati al pavimento

-mettere maniglioni in bagno

-rimuovere il disordine dalle aree in cui si cammina

I modi per aiutare a prevenire le cadute all'aperto includono:

-utilizzando dispositivi di supporto come un bastone o un deambulatore

-indossando scarpe con suola di gomma con attrito

-indossare gli occhiali da vista giusti

TRATTAMENTI ALTERNATIVI

L'obiettivo di qualsiasi trattamento alternativo è gestire o guarire la condizione senza l'uso di farmaci.

Sebbene ci siano pochi studi che suggeriscano che siano veramente efficaci, molte persone riferiscono di aver avuto successo.

Sebbene siano necessarie ulteriori ricerche scientifiche sull'argomento, si ritiene che alcune erbe e integratori riducano o potenzialmente arrestino la perdita ossea causata dall'osteoporosi.

TRIFOGLIO ROSSO

Il trifoglio rosso (*Trifolium pratense*) contiene Isoflavoni, composti simili agli estrogeni.

Poiché gli estrogeni naturali possono aiutare a proteggere le ossa, alcuni operatori sanitari raccomandano l'uso per trattare l'osteoporosi.

Uno studio [26] sperimentale ha valutato gli effetti preventivi degli isoflavoni totali del trifoglio rosso sulla progressione della perdita ossea indotta da carenza di estrogeni (ovariectomia) nei ratti.

Lo studio ci dice che:

"Il trattamento con isoflavoni -contenuti nel trifoglio NDT- *ha aumentato significativamente il contenuto minerale osseo, la resistenza meccanica della tibia, il peso femorale, la densità femorale e ha impedito l'aumento dei livelli sierici di fosfatasi alcalina. Inoltre, il trattamento con isoflavoni ha ridotto significativamente il numero di osteoclasti rispetto ai ratti di controllo ovariectomizzati. Questi risultati suggeriscono che gli isoflavoni del trifoglio rosso sono efficaci nel ridurre la perdita ossea indotta dall'ovariectomia, probabilmente riducendo il turnover osseo attraverso l'inibizione del riassorbimento osseo."*

SOIA

I semi di soia utilizzati per produrre prodotti come il tofu e il latte di soia contengono isoflavoni.

Gli isoflavoni sono composti simili agli estrogeni che possono aiutare a proteggere le ossa e fermare la perdita ossea.

Uno studio [27], anche questo effettuato su ratti, ha trovato che, oltre ad altri effetti, si è verificato un netto aumento del numero di osteoblasti, accompagnato da un'elevata espressione del regolatore chiave **osteoprotegerina** sia a livello di mRNA che di proteine.

In particolare:

"Nell'analisi dei metaboliti fecali e del microbiota intestinale, le molecole correlate al metabolismo dei grassi chenodesossicolato, 21-idrossipregnenolone e tetraidrocorticosterone sono state notevolmente sovraregolate con il trattamento mentre il contenuto di acidi grassi come l'acido oleico era significativamente sottoregolato",

Questi risultati, quindi, suggeriscono che l'intervento a doppia proteina del siero da latte di soia potrebbe migliorare l'osteoporosi attraverso la regolazione del contenuto di tessuto adiposo del midollo osseo e la differenziazione del lignaggio delle cellule staminali mesenchimali.

EQUISETO

L'equiseto (*Equisetum sp.*) è una pianta con possibili proprietà medicinali per il suo contenuto in silicio.

Si ritiene che il silicio nell'equiseto aiuti con la perdita ossea stimolando la rigenerazione ossea. L' equiseto è ancora raccomandato da alcuni medici olistici come trattamento per l' osteoporosi.

L' equiseto può essere assunto come tè, tintura o impacco alle erbe.

Può interagire negativamente con alcol, cerotti alla nicotina e diuretici ed è importante rimanere adeguatamente idratati quando lo si utilizza.

Una review [28] sulle proprietà terapeutiche di questa pianta ci dice che:

"Il silicio svolge un ruolo decisivo nella normalizzazione del contenuto di glicosaminoglicani nel collagene, che a sua volta viene utilizzato come una matrice per la formazione sia della cartilagine che dell'osso. Osteosil calcio-un supplemento estratto dall'equiseto- è efficace nell'osteoporosi perché il silicio, presente nel prodotto, agisce fin dalle prime fasi della formazione ossea e cartilaginea.

Il silicio contenuto in Osteosil Calcium, "eccitando" i meccanismi fisiologici utilizzati per produrre collagene e glicosaminoglicani, migliora in modo oggettivo gli stati patologici dell'osso (osteoporosi, artrosi o degenerazione ossea post-traumatica, frattura ossea, chirurgia ortopedica e odontoiatrica e rigenerazione ossea guidata): infatti, il silicio favorisce e attiva, qualitativamente e quantitativamente, i processi di rimodellamento osseo."

AGOPUNTURA

L'agopuntura è una terapia utilizzata nella medicina tradizionale cinese.

La pratica prevede il posizionamento di aghi molto sottili in punti strategici del corpo.

Si ritiene che questo metodo stimoli varie funzioni di

organi e corpo e promuova la guarigione.

L'agopuntura è spesso combinata con terapie a base di erbe.

Una review[29] di 35 studi diversi sull'argomento ci dice che:

"Questa revisione sistematica attuale ha indicato che l'agopuntura potrebbe essere una terapia efficace per il trattamento dell'osteoporosi.

L'agopuntura a caldo sembrava più efficace dell'elettroagopuntura e della puntura per l'osteoporosi rispetto alla sola medicina occidentale."

Un'altra review[30] su agopuntura e moxibustione ci dice che:

"L'agopuntura e la moxibustione possono migliorare la densità minerale ossea dei pazienti affetti da PO in base a prove di alta qualità e possono beneficiare di VAS**, punteggio del dolore, efficacia clinica basata su prove di qualità moderata o bassa."** Primary osteoporosis, ** Visual Analogue Score

TAI CHI

Il Tai Chi è un'antica pratica cinese che utilizza una serie di posture del corpo che scorrono dolcemente e dolcemente da una all'altra.

Gli studi del National Center for Complementary and Integrative Health [31]suggeriscono che il Tai Chi potrebbe promuovere una maggiore funzione immunitaria e il benessere generale per gli anziani.

Può anche migliorare la forza muscolare, la coordinazione e ridurre il dolore e la rigidità muscolare o articolare.

Una routine regolare e supervisionata può aiutare a migliorare l'equilibrio e la stabilità fisica. Può anche prevenire le cadute.

Una review [32] che ha analizzato 9 articoli ci dice che:

"Il TCC è vantaggioso per la BMD e può essere una misura economica e preventiva dell'osteoporosi.*

*Questo effetto benefico è meglio osservato nella pratica del TCC a lungo termine."** bone mineral density

Uno studio sperimentale [33] che aveva come obiettivo di indagare e descrivere gli effetti del programma di esercizi di Tai Chi sull'abilità funzionale e sulla valutazione della qualità della vita per i soggetti con osteoporosi senile ha trovato che:

"L'allenamento di Tai Chi è efficace nei soggetti osteoporotici senili per promuovere la capacità funzionale e la qualità della vita."

YOGA

La pratica dello Yoga ed i suoi esercizi sono talmente noti che è anche superfluo descriverli.

Interessante il fatto che molti studi parlano dell'efficacia di questa pratica per l'osteoporosi.

Uno studio sperimentale[34] con la pratica di 12 minuti di Yoga ci dice che:

"La densità minerale ossea è migliorata nella colonna vertebrale, nelle anche e nel femore dei 227 pazienti moderatamente e completamente conformi.

L'aumento mensile della BMD era significativo nella colonna vertebrale (0,0029 g/cm2, P = 0,005) e nel femore (0,00022 g/cm2, P = 0,053), ma in 1 coorte, sebbene l'aumento medio della BMD dell'anca fosse del 50%, individuo grande le differenze aumentavano l'intervallo di confidenza e il guadagno non era significativo per l'anca totale (0,000357 g/cm2).

Non sono state fotografate o segnalate lesioni gravi legate allo yoga.

La qualità ossea è apparsa qualitativamente migliorata nei praticanti di yoga.

Conclusione: lo yoga sembra aumentare la densità minerale ossea nella colonna vertebrale e nel femore in modo sicuro."

Una review [35] che ha considerato 11 studi ci dice che:

"Nonostante i risultati non significativi, il mantenimento della BMD nella popolazione in postmenopausa, quando si prevede che la BMD sia dannosa, potrebbe essere inteso come un risultato positivo aggiunto all'impatto benefico del Pilates-Yoga in molteplici fattori di rischio di fratture, inclusi ma non limitati a, forza ed equilibrio."

CONCLUSIONI

Possiamo concludere con alcune riflessioni.

Indubbiamente l'avanzare dell'età in generale e l'arrivo della menopausa nelle donne sono un fattore non certo secondario del rischio di andare incontro all'osteoporosi e delle conseguenze a volte drammatiche di questa, come fratture spontanee od a seguito di traumi anche modesti.

Ma certe conseguenze on sono un destino inevitabile.

La prima difesa è, come di solito avviene, la consapevolezza.

Questo significa avere un alimentazione adeguata ed una giusta attività fisica, mantenendo queste abitudini da ben prima di entrare nell'età a rischio e proseguendole sempre.

Dobbiamo vigilare sulla giusta assunzione della vitamina D ed alle altre sostanze naturali indispensabili di cui abbiamo parlato nel libro.

Non sottovalutiamo neppure alcune terapie integrative come il Tai Chi o lo Yoga che possono avere un impatto davvero rilevante sia sulla densità ossea sia sulla sicurezza nei movimenti

Come di solito succede in varie malattie, almeno in parte legate all'età, quali Alzheimer, Parkinson, Diabete tipo II, Disturbi nella prostata negli uomini, anche nel caso dell'Osteoporosi, in buona parte il nostro destino è semplicemente nelle nostre mani.

CHI SONO IO

Sono un Nutrizionista ed uno Psicologo.

Ho lavorato per oltre 30 anni in vari ambulatori della Toscana nel settore nutrizione, anche con persone con Disturbi del Comportamento Alimentare.

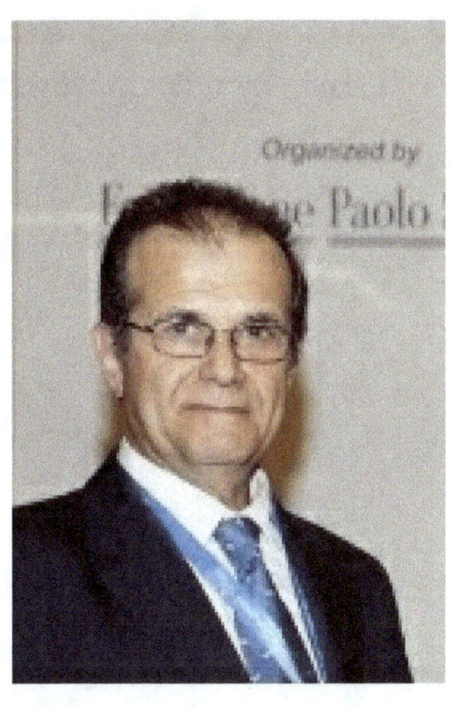

Sono stato professore a contratto presso la Facoltà di Medicina dell'Università di Pisa d in altre.

Continuo ad effettuare consulenze online tramite il mio sito:

www.dietazonaonline.com

Per saperne più su di me puoi andare al mio curriculum https://dietazonaonline.com/curriculum-vitae-dott-buracchi

Se vuoi mi puoi scrivere a g.buracchi@gmail.com anche per consigli sui Fiori di Bach

Se ti interessano altri miei libri di alimentazione, salute naturale, psicologia e romanzi mi trovi su Amazon

https://www.amazon.it/s?k=gabriele+buracchi

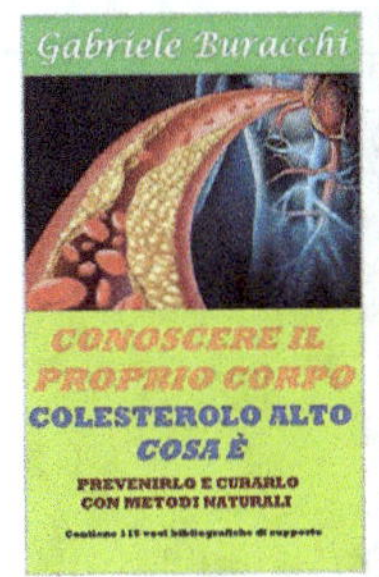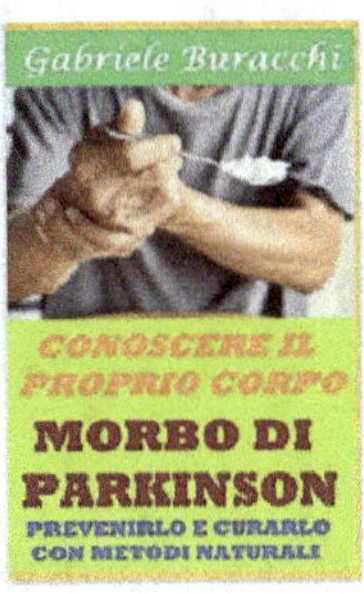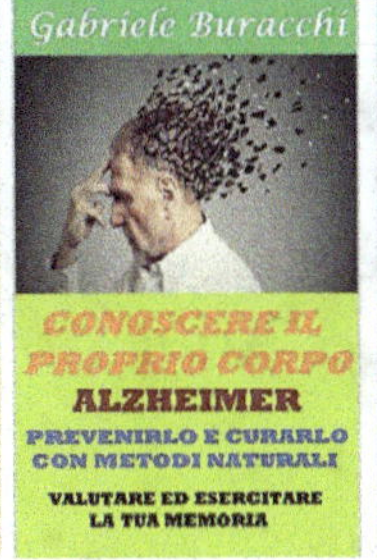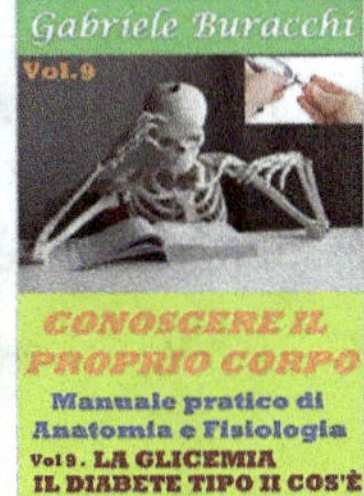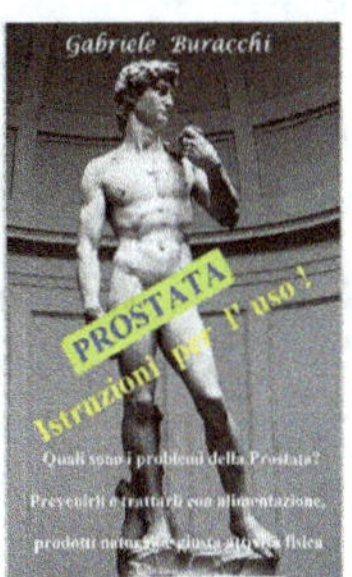

I miei libri su Amazon

https://www.amazon.it/dp/B0BZ4QMBNR

https://www.amazon.it/dp/B0BYBNCZ5C

https://www.amazon.it/dp/B0BXWY54JN

https://www.amazon.it/dp/B0BX9BGCTL

https://www.amazon.it/dp/B0BK4WZX9S

BIBLIOGRAFIA

---

[1] Epidemiology of osteoporosis and fragility fractures | International Osteoporosis Foundation

[2] Low Grip Strength is a Strong Risk Factor of Osteoporosis in Postmenopausal Women - PubMed (nih.gov)

[3] https://www.ncbi.nlm.nih.gov/pmc/articles/PMC3111798/

[4] https://www.osteoporosis.foundation/facts-statistics/epidemiology-of-osteoporosis-and-fragility-fractures

[5] https://www.ncbi.nlm.nih.gov/pmc/articles/PMC5335887/

[6] https://www.scielo.br/j/abem/a/TvtcKMjWFpDztKHm7qvhjsF/abstract/?lang=en

[7] https://www.sciencedirect.com/science/article/abs/pii/S0003999321016919

[8] https://link.springer.com/article/10.1007/BF01623838

[9] https://pubmed.ncbi.nlm.nih.gov/3535406/

[10] https://link.springer.com/article/10.1007/s00198-016-3560-4

[11] https://www.ncbi.nlm.nih.gov/pmc/articles/PMC5114342/

[12] https://journals.plos.org/plosone/article?id=10.1371/journal.pone.0211004

[13] https://ods.od.nih.gov/factsheets/Calcium-HealthProfessional/

[14] https://nap.nationalacademies.org/read/13050/chapter/7

[15] Vitamin D: A millenium perspective - Holick - 2003 - Journal of Cellular Biochemistry - Wiley Online Library

[16] https://link.springer.com/article/10.1007/BF00003584

[17] https://www.ncbi.nlm.nih.gov/pmc/articles/PMC6073725/

[18] Effect of continuous combined therapy with vitamin K2 and vitamin D3 on bone mineral density and coagulofibrinolysis function in postmenopausal women - Maturitas

[19] Osteoporosis Due to Hormone Imbalance: An Overview of the Effects of Estrogen Deficiency and Glucocorticoid Overuse on Bone Turnover - PMC (nih.gov)

[20] https://www.bones.nih.gov/health-info/bone/osteoporosis/conditions-behaviors/bone-smoking

[21] Osteoporosis in Men | NIH Osteoporosis and Related Bone Diseases National Resource Center

[22] Melatonin Effects on Hard Tissues: Bone and Tooth - PMC (nih.gov)

[23] https://www.hindawi.com/journals/jos/2010/830231/

[24] https://onlinelibrary.wiley.com/doi/full/10.1111/jpi.12548

[25] https://onlinelibrary.wiley.com/doi/abs/10.1111/j.1600-079X.2011.00956.x

[26] https://onlinelibrary.wiley.com/doi/abs/10.1002/ptr.2037

[27] https://www.sciencedirect.com/science/article/abs/pii/S08999900722001368

[28] https://www.biotecdermo.com.br/wp-content/uploads/2019/02/1.pdf

[29] https://www.worldscientific.com/doi/abs/10.1142/S0192415X18500258

[30] https://www.ncbi.nlm.nih.gov/pmc/articles/PMC7478384/

[31] Tai Chi: What You Need To Know | NCCIH (nih.gov)

[32] https://www.sciencedirect.com/science/article/pii/S2214031X17300141

[33] https://avesis.uludag.edu.tr/yayin/d161fac9-2155-4917-9674-a486f0cb9181/effects-of-tai-chi-exercise-on-functional-and-life-quality-assessments-in-senile-osteoporosis

[34] https://www.ncbi.nlm.nih.gov/pmc/articles/PMC4851231/

[35] https://journals.plos.org/plosone/article?id=10.1371/journal.pone.0251391

www.ingramcontent.com/pod-product-compliance
Lightning Source LLC
Chambersburg PA
CBHW051836250726
48659CB00005B/1862